AF585783

SYPHILIS

ATAXIE, CARDIOPATHIE

PAR

L. BOUVERET

Agrégé à la Faculté de médecine de Lyon,
Médecin des hôpitaux.

(*Lu à la Société médico chirurgicale des hôpitaux de Lyon*).

LYON
ASSOCIATION TYPOGRAPHIQUE
F. PLAN, RUE DE LA BARRE, 12

1885

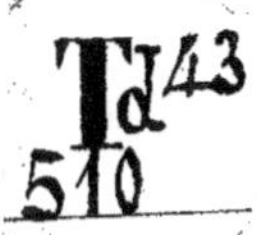

SYPHILIS

ATAXIE, CARDIOPATHIE

PAR

L. BOUVERET

Agrégé à la Faculté de médecine de Lyon,
Médecin des hôpitaux.

(Lu à la Société médico-chirurgicale des hôpitaux de Lyon).

LYON
ASSOCIATION TYPOGRAPHIQUE
F. PLAN, RUE DE LA BARRE, 12

1885

SYPHILIS

ATAXIE, CARDIOPATHIE

M. Charcot et M. Vulpian ont depuis longtemps déjà signalé la fréquence relative des cardiopathies chez les ataxiques. Cependant cette question des rapports de l'ataxie et des cardiopathies date du mémoire de deux médecins allemands, Berger et Rosenbach, publié en 1879 (1). Dans ce mémoire, d'ailleurs très sommaire, ces deux auteurs rapportent sept observations ; chez tous ces malades, l'ataxie était compliquée d'une insuffisance aortique. Berger et Rosenbach concluent qu'il ne s'agit pas seulement d'une coïncidence fortuite ; il y a sans doute une relation entre l'ataxie et la lésion valvulaire ; mais cette relation reste obscure, indéterminée. Pourtant il est digne de remarque que la lésion valvulaire constatée a toujours été une lésion de l'orifice aortique.

L'année suivante, en 1880, M. le professeur Grasset (2) ajoute de nouvelles observations aux faits de Berger et Rosenbach, observations dont deux lui sont personnelles et quinze sont tirées de la littérature médicale de l'ataxie. Les conclusions de M. Grasset sont un peu différentes. Il estime que cette coïncidence de l'ataxie et d'une lésion valvulaire est plus rare que ne l'ont pensé les deux médecins

(1) *Berliner Klin. Wochen.*, juillet 1879.
(2) *Montpellier Médical*, juin 1880.

allemands. On ne trouve pas seulement chez les ataxiques des lésions aortiques, mais indifféremment à peu près toutes les lésions valvulaires. Pour ce qui est de la relation entre les deux affections, ataxie et cardiopathie, il est vraisemblable que l'ataxie engendre la cardiopathie à titre d'affection douloureuse. On sait, en effet, que les excitations violentes et prolongées des nerfs sensitifs, telles que les viscéralgies abdominales, peuvent retentir sur le cœur et en troubler la fonction. Dans le cas particulier de l'ataxie, le trouble fonctionnel du cœur, consécutif aux crises douloureuses, pourrait aller jusqu'à provoquer le développement d'une lésion permanente. Les cardiopathies des ataxiques rentreraient ainsi dans ce groupe des cardiopathies réflexes dont le type le mieux connu est le souffle mitral ou tricuspidien des ictériques, si bien étudié par M. Gangolphe (3).

Un autre médecin allemand, Anjel (4), a vérifié la coïncidence relativement fréquente de l'ataxie et de l'insuffisance aortique, annoncée par Berger et Rosenbach. Sur 12 ataxiques, il a constaté un souffle diastolique permanent dans deux cas; trois fois le souffle était intermittent et n'apparaissait qu'à la suite d'exercices plus ou moins violents.

La même année, M. Letulle (5) fait connaître deux faits nouveaux. Dans ces deux observations, c'est encore l'insuffisance aortique qui accompagne l'ataxie. M. Letulle fait remarquer que, dans la plupart des cas où l'ataxie coïncide avec une lésion valvulaire, il existe des lésions du système circulatoire, athérome et artérite chronique, et il incline à penser que les deux affections, ataxie et cardiopathie, relèvent l'une et l'autre de cette lésion générale et primitive du système artériel.

La monographie la plus complète est la thèse de M. Jau-

(3) Gangolphe, *Bruit de souffle mitral dans l'ictère*. Thèse de Paris, 1878.

(4) Anjel, *Berliner Klin. Wochen.*, octobre 1880.

(5) Letulle, *Gazette médicale de Paris*, 1880.

bert (6). Aux faits jusque-là connus, l'auteur ajoute un certain nombre de faits nouveaux, la plupart recueillis dans les hôpitaux de Paris, et il arrive au chiffre déjà considérable de 36 observations. Parmi les 12 observations personnelles de M. Jaubert, il y a 11 exemples de lésions aortiques, coïncidant, il est vrai, dans 4 cas avec des lésions mitrales; une seule fois l'aorte était intacte. Sur le total des 36 observations, les lésions de l'orifice aortique figurent dans la proportion de 70 pour 100. Aussi les conclusions de l'auteur sont-elles assez semblables à celles de Berger et Rosenbach : la coïncidence de l'ataxie et d'une cardiopathie est assez fréquente ; les lésions aortiques sont plus communes que les lésions mitrales ; les cardiopathies des ataxiques ne semblent pas dépendre des causes habituelles des cardiopathies, en particulier du rhumatisme ; ces cardiopathies sont caractérisées par l'absence de troubles fonctionnels ; assez souvent elles terminent la maladie, la mort étant produite soit par asystolie, soit par syncope. Quant au lien pathogénique qui réunit les deux affections, ataxie et cardiopathie, l'auteur paraît accepter, mais avec réserve, l'interprétation proposée par M. Letulle.

Le mémoire de M. Truc (7) renferme 6 observations nouvelles, communiquées à l'auteur par MM. Colrat, R. Tripier et Renaut, médecins des hôpitaux de Lyon. De ces 6 observations, 5 ont trait à des lésions aortiques compliquées, une fois, de lésion mitrale; dans la sixième observation, on entend pendant la vie un souffle systolique de la pointe ; mais l'autopsie démontre l'intégrité des orifices et des valvules ; il s'agit donc d'un trouble fonctionnel sans lésion permanente. M. Truc propose de faire deux groupes des cardiopathies des ataxiques. Le premier groupe comprend les lésions mitrales ; il s'agirait dans ces cas d'une coïncidence fortuite,

(6) Jaubert, *Contribution à l'étude des lésions cardiaques dans l'ataxie locomotrice*. Thèse de Paris, 1881.

(7) Société des sciences médicales, et *Lyon Médical*, 1883, *Ataxie locomotrice et lésions cardiaques, leurs relations pathologiques*.

sans aucune relation pathogénique entre l'ataxie et la lésion valvulaire. Le second groupe est formé des lésions aortiques. Pour ces lésions aortiques, l'auteur admet une relation pathogénique entre l'ataxie et la cardiopathie, et il développe sur ce point une hypothèse proposée par M. Renaut.

M. Renaut a observé la coïncidence, non seulement de l'ataxie et d'une cardiopathie, mais encore de l'ataxie, de la néphrite interstitielle et de l'insuffisance aortique ; ces trois affections, coïncidant sur le même sujet, forment une sorte de type morbide déterminé. L'artério-sclérose généralisée n'est pas la cause primitive de ce type morbide. Mais on peut présumer que certaines formes d'ataxie agissent secondairement sur la nutrition des vaisseaux pour y déterminer l'endartérite déformante d'où naissent et la cirrhose du rein et la lésion de l'orifice aortique.

Dans une note toute récente, M. J. Teissier (8) signale 6 faits nouveaux. Sur 12 ou 15 ataxiques de son service de l'hôpital du Perron, 6 sont atteints d'affections du cœur. M. Teissier accepte pour certains cas les interprétations de M. Grasset et de M. Letulle, et pour d'autres propose une interprétation nouvelle, indiquée d'ailleurs par le titre de son mémoire. Chez deux ataxiques dont il a fait l'autopsie, M. Teissier a trouvé des perforations avec amincissement des valvules sigmoïdes de l'aorte; il rapproche cette sorte de raréfaction du tissu du sigmoïde de la raréfaction du tissu osseux, et il conclut que cette lésion valvulaire est un trouble trophique au même titre que les lésions trophiques de l'arthrite et de l'ostéite tabétiques.

A toutes les observations relatées dans ces mémoires, on peut en joindre quelques autres encore. La monographie de Carre, d'Avignon (9), renferme deux faits, dont l'un a été déjà relevé par M. Truc ; c'est l'observation LXII de Carre, IV de

(8) *Lyon Médical*, février 1884, *Note sur les lésions trophiques des valvules aortiques dans l'ataxie locomotrice.*

(9) *Nouvelles recherches sur l'ataxie locomotrice progressive.* Paris, 1865.

Friedreich (ataxie héréditaire), il s'agit d'une lésion aortique; l'autre, obs. XLIX, est un exemple d'anévrysme de l'aorte chez un ataxique, et me paraît très comparable à l'obs. XXXVI de la thèse de M. Jaubert. Dans la statistique de M. Fournier (10) touchant l'origine syphilitique du tabes, sur un total de 112 faits, je trouve deux cas accompagnés d'insuffisance aortique; ce sont les obs. XXXIV et LXII. Enfin, j'apporte un fait nouveau, un seul il est vrai, mais d'un très grand intérêt pour la solution du problème pathogénique.

Observation. — *Syphilis; ataxie; rétrécissement aortique.*

Jean-Pierre M..., âgé de 47 ans, est entré dans mon service, à l'hôpital de la Croix-Rousse, le 10 mai 1885. Son père est mort à 37 ans, probablement phthisique; un frère est mort en bas-âge d'une maladie inconnue; deux sœurs et un frère actuellement vivants sont bien portants. Il paraît avoir présenté dans son enfance quelques accidents scrofuleux; il porte une taie sur la cornée gauche.

Cet homme a cependant joui toujours d'une excellente santé; il déclare n'avoir jamais été alité jusqu'au moment de son entrée à l'hôpital. Quelques excès alcooliques habituels depuis trente ans; les doigts étendus sont agités d'un très léger tremblement.

Il y a vingt ans, le malade a fait un séjour de trois mois à l'hôpital de l'Antiquaille. Il était atteint d'un chancre du fourreau dont il nous montre la cicatrice encore très manifeste, blanche au centre et pigmentée à la périphérie. Il fut retenu à l'hôpital, même après la guérison de son chancre et subit un traitement interne. Il dit cependant n'avoir jamais eu ni éruptions ni maux de gorge.

Il donne des renseignements assez obscurs sur le début de sa maladie actuelle. Il éprouve depuis quelques mois des douleurs dans les membres inférieurs et dans la poitrine, douleurs qu'il croit être de nature rhumatismale, car, étant terrassier, il travaille souvent dans des lieux humides. Depuis quinze jours, les douleurs ont augmenté d'intensité; les jambes sont devenues raides, aussi le malade a-t-il dû cesser son travail et se décider à entrer à l'hôpital.

10 mai. État général excellent. Pas de fièvre. Rien à noter ni du côté des voies digestives, ni du côté des voies respiratoires.

(10) A. Fournier, *Leçons sur la période prœataxique du tabes d'origine syphilitique*. Paris, 1885.

Le malade se plaint souvent de ses douleurs dans les membres inférieurs et à la poitrine. Ces douleurs sont lancinantes et reviennent par accès tous les jours ; elles n'ont jamais cependant présenté une grande acuité ; elles se font sentir de préférence dans les cuisses et les mollets. Les douleurs de la poitrine sont sourdes, profondes, généralement très tolérables, quelquefois cependant assez vives pour troubler la respiration. Elles sont augmentées par la pression dans les espaces intercostaux, au niveau de la région précordiale.

La sensibilité, soigneusement explorée, paraît partout intacte, même dans les membres inférieurs.

Il n'y a pas non plus de paralysie motrice ; le malade est capable de résister énergiquement aux tentatives de flexion forcée de la jambe et de la cuisse. A première vue, la marche paraît régulière ; mais, en y regardant de très près, on observe que le malade frappe du talon et lance un peu la jambe en avant. Il lui est impossible de se tenir debout les yeux fermés ; il chancelle et va tomber. Quand il marche, il ne peut se retourner vivement sans osciller et s'exposer à tomber.

La pupille droite réagit moins bien à la lumière que la pupille gauche.

Depuis quelques semaines, le malade est obligé de se lever plusieurs fois pendant la nuit, pressé par le besoin d'uriner ; quelquefois il reste plusieurs minutes avant d'expulser quelques gouttes d'urine ; il n'a cependant pas de rétrécissement de l'urèthre. Les désirs vénériens ont beaucoup diminué ; pas de coït depuis cinq ans. Pourtant l'érection est encore possible, et de temps à autre surviennent des pollutions nocturnes. L'urine est normale et ne contient pas d'albumine.

Le réflexe rotulien est complètement aboli à droite et à gauche.

Le pouls est dur, résiste au doigt ; la pulsation est lente ; ce pouls présente à un haut degré les caractères du pouls du rétrécissement aortique, comme le montre bien d'ailleurs le premier tracé sphygmographique pris le jour même de l'entrée du malade :

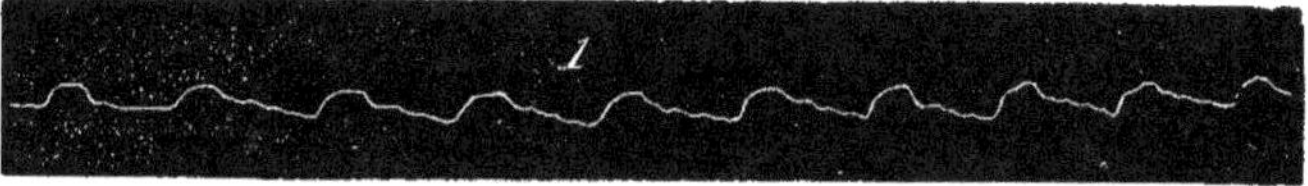

Le cœur paraît un peu hypertrophié ; mais le choc de la pointe n'est pas exagéré ; on le sent même assez difficilement. Dans toute l'étendue de la région précordiale on entend un souffle systolique rude, de moyenne intensité, dont le maximum est au foyer des bruits aortiques et qui se propage sur le trajet des vaisseaux du cou. Ce souffle et les caractères du pouls, rapprochés des douleurs spontanées et provoquées de la région précordiale, indiquent évidemment l'existence d'un rétrécissement aortique dû à une affection de l'aorte, à une aortite.

Traitement antisiphylitique : 6 à 10 grammes d'iodure de potassium et 0,05 centigrammes de protoiodure de mercure par jour. Le protoiodure de mercure est supprimé après trois semaines, et l'iodure de potassium continué pendant un mois et demi, jusqu'aux premiers jours de juillet ; C'est là le seul traitement employé ; le malade n'a jamais pris de digitale.

15 juin. Une amélioration très évidente est survenue dans l'état du malade : il se tient mieux sur ses jambes; les yeux étant fermés ; il marche mieux ; les douleurs existent toujours, mais elles sont moins intenses et moins fréquentes. L'abolition du réflexe rotulien persiste.

17 juillet. L'amélioration a progressé ; la marche est encore plus assurée ; le malade peut, en marchant, se retourner brusquement sans crainte de tomber. Du reste, l'amélioration porte non seulement sur les troubles nerveux, mais aussi, fait bien remarquable, sur les troubles circulatoires. Les douleurs spontanées ou provoquées par la pression à la région prérordiale ont à peu près disparu. Le souffle systolique a beaucoup diminué d'intensité, et le pouls est loin de présenter, au même degré qu'il y a deux mois, les caractères du pouls propre au rétrécissement aortique. Ce deuxième tracé sphygmographique, pris deux mois après le premier, témoigne de cette remarquable modification :

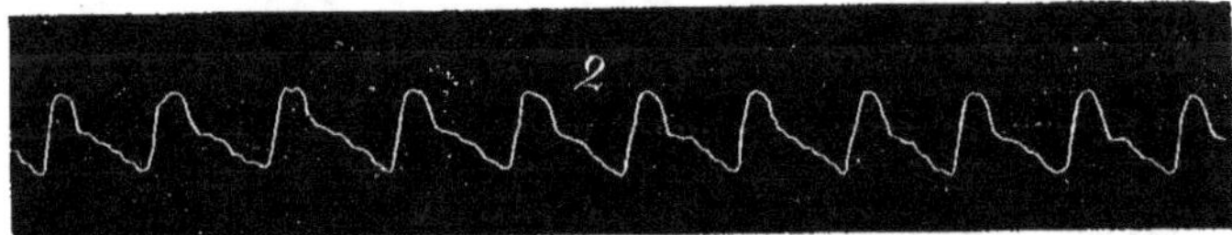

La ligne d'ascension est beaucoup moins oblique, le sommet de la pulsation moins arrondi et la pulsation présente une plus grande amplitude. Tous ces caractères indiquent bien une pénétration plus facile de l'ondée ventriculaire du ventricule dans l'aorte ; l'obstacle développé au niveau de l'orifice aortique a sensiblement diminué et pourra peut être disparaître complètement. Au moment où fut pris ce second tracé, l'iodure de potassium était supprimé depuis dix jours.

Le traitement a exercé une influence favorable tout à la fois sur la lésion de la moelle épinière et sur la lésion de l'orifice aortique, preuve assez évidente que l'une et l'autre relèvent d'une cause commune, la syphilis. Le tabes n'avait pas encore dépassé la période præataxique, et très probablement aussi l'affection de l'aorte développée simultanément en était encore à une période peu avancée, pendant laquelle l'iodure de potassium est capable de provoquer la résorption des exsudats.

Le malade, satisfait du résultat obtenu, demande à quitter l'hôpital.

En ajoutant aux 36 faits que contient la thèse de M. Jaubert, les 21 faits postérieurs à cette publication, nous arri–

vons au chiffre de 57 observations d'ataxie compliquée de cardiopathie. Ces 21 observations nouvelles donnent une proportion de lésions aortiques de 71 pour 100, sensiblement égale à la proportion de 70 pour 100, indiquée par M. Jaubert.

La fréquence des cardiopathies compliquant l'ataxie estelle assez grande pour qu'on soit autorisé à admettre entre les deux affections, l'ataxie et la cardiopathie, autre chose qu'une coïncidence fortuite ? Pour répondre catégoriquement à cette question, il faudrait une statistique bien faite et portant sur un grand nombre d'observations dans lesquelles l'état du cœur aurait été soigneusement noté. Nous ne possédons pas encore les éléments d'une pareille statistique. La plupart des observations anciennes, antérieures au mémoire de Berger et Rosenbach, ne contiennent guère que l'histoire des troubles nerveux ; on ne dit pas, le plus souvent, si le cœur est sain ou malade.

A défaut de preuves directes de ce genre, cependant on peut fournir des preuves indirectes et qui militent très fortement en faveur d'une relation pathogénique entre l'ataxie et la cardiopathie. Tous les auteurs que j'ai cités croient à l'existence de cette relation. Les deux affections se rencontrent plus souvent sur le même malade que ne le permettrait une coïncidence fortuite : en peu de temps Berger et Rosenbach voient l'insuffisance aortique accompagner sept fois le tabes, et M. Teissier, sur 12 ou 15 ataxiques, en compte 6 atteints de cardiopathies. Dans la grande majorité des 57 faits que j'ai rassemblés, la cause habituelle des affections du cœur, le rhumatisme, paraît faire complètement défaut. Enfin, et c'est là, jusqu'à présent, l'argument le plus péremptoire, contrairement à l'opinion de M. Grasset, les lésions aortiques sont, chez les ataxiques cardiopathes, bien plus fréquentes que les lésions mitrales. La plupart de ces ataxiques sont des adultes, quelques-uns même sont jeunes. L'âge moyen des 36 malades, dont M. Jaubert a réuni les observations, est 41 ans. Or, ainsi que le fait très judicieusement observer M. Jaubert, les statistiques touchant la fréquence relative des diverses affections cardiaques aux différents âges de la vie démontrent que, de 30 à 50 ans, il y a égalité de fréquence pour les lésions aortiques et pour les lésions mitrales, et que, au-dessous de 30 ans, les lésions de l'orifice auriculo-ventriculaire sont plus fréquentes que celles de l'orifice aortique.

Toutes les probabilités sont donc en faveur d'une relation pathogénique, sinon dans tous les cas, au moins dans bon nombre des cas où le tabes est associé à une affection aortique ou cardiaque. Mais il faut convenir que toutes les interprétations proposées pour expliquer cette relation sont passibles de très fortes objections.

M. Grasset incline à faire rentrer les cardiopathies tabétiques dans le groupe des affections cardiaques d'origine réflexe ; l'ataxie agit comme maladie douloureuse, à la manière d'une viscéralgie. Cette interprétation ne peut s'appliquer qu'à un nombre de cas très restreint. Des tabétiques tourmentés, et pendant longtemps, par de violentes crises de douleurs fulgurantes n'ont aucun trouble du côté du cœur, et d'autres ataxiques portent des lésions valvulaires qui n'ont jamais eu que des douleurs très modérées. On conçoit très bien, et d'ailleurs l'expérimentation et l'observasion clinique l'ont démontré, qu'une excitation violente des nerfs sensitifs puisse, soit en élevant la tension artérielle, soit par voie réflexe, modifier l'activité du cœur et par là provoquer des arrêts, des accélérations, des troubles du rhythme, des asthénies, des dilatations, des hypertrophies et des souffles plus ou moins durables. Mais il est difficile d'accepter qu'un acte réflexe de ce genre puisse déterminer des troubles de nutrition permanents et hors de la musculature du cœur, dans les tissus conjonctifs de l'aorte et dans les sigmoïdes aortiques. L'interprétation de M. Grasset ne convient donc qu'aux troubles fonctionnels sans lésion permanente des orifices, par exemple à l'observation IV du mémoire de M. Truc ; dans ce fait, on entendit pendant la vie un souffle systolique de la pointe et cependant l'autopsie démontra l'intégrité des orifices et des valvules.

M. Letulle, M. Martin et d'autres auteurs présument que les deux affections, l'ataxie et la cardiopathie, relèvent d'une affection primitive et générale du système circulatoire, l'artério-sclérose. Cette lésion produirait dans l'aorte la déformation des valvules sigmoïdes et, dans la moelle épinière, la sclérose des cordons postérieurs. Sans doute, quelques ataxiques sont atteints d'artério-sclérose ; mais le fait est rare, car l'ataxie débute, le plus souvent, dans la période moyenne de la vie. Comment admettre qu'une lésion aussi diffuse, aussi peu systématisée que l'artério-sclérose, puisse commander le développement d'une autre lésion aussi nettement systématisée que la sclérose des cordons postérieurs? On connaît des faits de myélopathies dans lesquelles la sclérose paraît bien se rattacher à l'athérome primitif des artérioles de la moelle épinière ; or, dans ces faits, comme l'indique M. Demange (11), la sclérose d'origine vasculaire est diffuse ; elle porte sur les différentes parties de la moelle épinière, sans rester jamais limitée à un seul système.

L'hypothèse d'un trouble trophique ne me paraît pas davantage acceptable, même réservée aux cas d'ataxie dans lesquels on ne trouve pas d'autres lésions que des perforations avec amincissement des valvules sigmoïdes de l'aorte. Des lésions de ce genre peuvent être rencontrées, comme le fait observer M. Teissier lui-même, dans beaucoup d'autres maladies chroniques du système nerveux, telles que la sclérose en plaques, la tumeur cérébrale, l'épilepsie, la paralysie agitans; et, dans ces conditions, il s'agit plutôt d'un trouble général de la nutrition que d'un trouble trophique, au sens rigoureux du mot. D'ailleurs, l'innervation des valvules sigmoïdes est encore assez obscure.

Je propose une interprétation nouvelle, et qui se présente naturellement à l'esprit, comme la conclusion logique de l'observation que j'ai rapportée. Le lien pathogénique qui réunit l'ataxie à certaines cardiopathies n'est autre que

(11) Demange, *Revue de médecine*, juillet 1885 : *De la contracture tabétique progressive.*

la syphilis ; cette maladie produit tout à la fois le tabes et la lésion aortique. Dans le cas particulier du malade dont j'ai donné l'observation, cette interprétation me paraît au-dessus de toute contestation ; le malade est syphilitique, le tabes et l'aortite se développent à peu près simultanément et l'iodure de potassium produit une amélioration parallèle et du tabes et de la lésion valvulaire.

Est-il permis de généraliser cette interprétation ? Je le crois, au moins pour la majeure partie des cas dans lesquels la cardiopathie tabétique est une affection de l'aorte.

La syphilis est la cause commune de l'ataxie locomotrice. Si tous les tabétiques ne sont pas syphilitiques, les recherches de M. Fournier ont du moins mis en lumière la très grande fréquence de l'ataxie d'origine syphilitique. L'iodure de potassium reste inefficace chez le plus grand nombre des ataxiques, même syphilitiques ; le fait est dû à ce que le traitement spécifique débute trop tard, le plus souvent en plein stade ataxique ; l'iodure de potassium est sans action sur les lésions scléreuses, quelles que soient d'ailleurs leurs origines. Mais il n'en est plus ainsi lorsque le traitement spécifique intervient à une période moins avancée, dans le stade præataxique. M. Fournier a cité des exemples d'ataxies ainsi traitées et améliorées dans le stade præataxique, et mon malade est un exemple remarquable de cette efficacité de l'iodure de potassium donné en temps opportun.

La syphilis n'épargne pas les artères, même les artères de calibre. Dans certaines formes de la syphilis cérébrale, l'inflammation gommeuse se développe sur les grosses artères de la base du cerveau, les sylviennes, le tronc basilaire et même sur les carotides. Ces artérites syphilitiques peuvent donner naissance, fait important à retenir, à de véritables dilatations anévrysmales (12).

Y a-t-il cependant des aortites syphilitiques ? Les syphiligraphes ont décrit des myocardites, des endocardites, des péricardites syphilitiques ; mais la plupart ne disent rien de

(12) Fournier, *La syphilis du cerveau*, p. 47. Paris, Masson, 1879.

l'action de la syphilis sur l'aorte ; et, d'autre part, dans les monographies de l'aortite, la syphilis ne figure pas parmi es causes de cette affection. L'observation que j'ai rapportée plus haut me paraît un exemple assez probant d'aortite syphilitique. Du reste, quelques pathologistes ont admis et même considéré comme assez fréquente cette action de la syphilis sur l'aorte. Un médecin anglais, J.-J. Welch (13), dans un mémoire où il a réuni de nombreuses observations, regarde la syphilis comme la cause la plus habituelle de l'aortite, maladie assez fréquente parmi les soldats de l'armée anglaise. La lésion consiste en une altération fibroïde de la tunique interne. Cette endartérite, si elle reste limitée, peut n'entraîner aucune conséquence fâcheuse ; plus étendue, elle peut engendrer l'anévrysme, une lésion valvulaire de l'orifice aortique et l'hypertrophie ou la dilatation du cœur. Ces propositions ont été vivement contestées au sein de la Société médico-chirurgicale de Londres. Elles appellent au moins de nouvelles recherches. On rencontre de temps en temps des malades adultes, atteints de lésions de l'orifice aortique ; ils ne sont pas athéromateux, ils n'ont eu ni rhumatisme, ni maladies infectieuses dans leurs antécédents. La syphilis ne pourrait-elle être quelquefois la cause de ces lésions aortiques qui échappent absolument à l'étiologie commune des affections cardiaques et aortiques ?

Quoi qu'il en soit, il est bien probable, il est certain même d'après l'observation de mon malade, que la syphilis peut frapper l'aorte, comme elle frappe les grosses artères du cerveau. Or, la syphilis est la cause du plus grand nombre des ataxies ; et, parmi les cardiopathies tabétiques, les lésions aortiques sont notablement plus fréquentes que les lésions mitrales.

Assurément cette question de la coïncidence de l'ataxie avec une maladie de l'aorte renferme encore plus d'une obscurité ; et, comme la plupart des pathologistes qui ont écrit sur ce sujet, je dois conclure avec beaucoup de réserve.

(13) *The Lancet*, nov. 1875 : *L'anévrysme aortique dans l'armée.*

Après avoir étudié tous les faits jusqu'à présent connus, il me semble qu'on peut les grouper en trois catégories.

1. L'ataxique, atteint d'une cardiopathie, lésion aortique ou mitrale, est en même temps rhumatisant ou bien atteint d'artério-sclérose. On ne peut pas, en l'état actuel de la question, faute de caractères absolument propres aux cardiopathiques ataxiques, affirmer une relation pathogénique entre les deux affections ; il est possible qu'il y ait seulement coïncidence fortuite d'une ataxie et d'une cardiopathie d'origine rhumatismale ou athéromateuse.

2. Quand il s'agit de troubles fonctionnels du cœur, sans lésions permanentes des orifices ou des valvules, l'interprétation de M. Grasset est très acceptable ; ces troubles fonctionnels peuvent être considérés comme des phénomènes réflexes, et le point de départ réside dans l'excitation, soit des nerfs sensitifs, soit des régions sensitives de la moelle épinière.

3. Si l'ataxique est atteint d'une lésion permanente des orifices ou des valvules, surtout d'une lésion aortique, et qu'il ne présente aucune des causes habituelles de la cardiopathie, il y a lieu de présumer, étant donnée la très grande fréquence de l'ataxie d'origine syphilitique, que la syphilis a produit tout à la fois et le tabes et la cardiopathie.

Des observations nombreuses et très complètes au point de vue étiologique démontreront probablement dans l'avenir la fréquence relative de cette triade pathologique : syphilis, ataxie, cardiopathie. En tout cas, l'observation que j'ai rapportée suffit déjà pour établir l'existence certaine d'une relation pathogénique de cette nature.

www.ingramcontent.com/pod-product-compliance
Lightning Source LLC
LaVergne TN
LVHW012016170826
845678LV00004BA/1510
9782329634296